AF712104

DÉPOT LÉGAL
Seine
Nº 6900
1863

DE LA

CONGESTION CHRONIQUE DES POUMONS

SIMULANT

LA PHTHISIE AU PREMIER DEGRÉ,

PAR M. E. BOUCHUT,

Professeur agrégé de la Faculté de médecine,
médecin de l'hôpital des Enfants malades,
chevalier de la Légion d'honneur,
membre de la Société anatomique, de la Société de biologie,
de la Société médicale de Dresde, etc.

PARIS
TYPOGRAPHIE DE HENRI PLON
IMPRIMEUR DE L'EMPEREUR,
RUE GARANCIÈRE, 8.

1863

Td 135.

DE

LA CONGESTION CHRONIQUE DES POUMONS,

SIMULANT

LA PHTHISIE AU PREMIER DEGRÉ.

Vous avez au n° 4 de la salle Sainte-Catherine une jeune fille dont l'état morbide soulève les plus graves problèmes du diagnostic, du pronostic et de la thérapeutique des maladies de poitrine. Il s'agit d'une *congestion pulmonaire chronique*. C'est d'ailleurs un cas assez rare à l'hôpital, et je vais en faire l'objet de cette conférence.

Il importe de ne pas consacrer tout son temps à la nosographie et au diagnostic. Agrandir le champ de l'observation, classer les maladies d'une façon conforme aux véritables principes de la science, perfectionner l'interprétation des symptômes, découvrir de nouvelles manifestations de la nature souffrante, sont choses très-utiles, et à l'occasion je m'y livre avec une véritable ardeur; mais la médecine exige quelque chose de plus. Il y a des difficultés de thérapeutique qu'une longue expérience peut seule aplanir, et comme elles sont inhérentes à certains états morbides d'une appréciation délicate, il faut saisir avec empressement toutes les occasions qui se présentent pour montrer la manière de les résoudre.

La *congestion pulmonaire chronique* est précisément une de ces maladies dont le diagnostic et le traitement sont des plus difficiles. Elle est ignorée des uns, peu connue des autres, et par beaucoup journellement confondue avec la tuberculisation pulmonaire commençante.

Et d'abord, *qu'est-ce que la congestion chronique des poumons ?* Cela existe-t-il comme maladie? Si cela existe, quelles en sont les preuves; comment la distinguer de l'infiltration tuberculeuse crue, qui forme le premier degré de la phthisie pulmonaire, et enfin quel traitement mettre en usage?

L'enfant au sujet de laquelle je vous parle de ces différents problèmes de clinique, et dont la maladie motive cette discussion, est atteinte d'une congestion pulmonaire chronique. Ecoutez son histoire. Elle sera courte, en même temps que concluante.

Agée de treize ans, née d'un père épileptique et d'une mère un peu valétudinaire, elle est sujette aux rhumes et à la diarrhée, mais elle n'a aucun antécédent de tubercules dans sa famille. Maigre, pâle et débile, elle n'a jamais été sérieusement malade. Son plus grand chagrin est aujourd'hui d'avoir une hypertrophie du ganglion sous-mentonnier qu'elle porte depuis deux ans, et qui est la conséquence d'une carie dentaire.

Elle est malade depuis deux mois. Depuis lors, elle tousse, a craché une fois du sang et en petite quantité. Sa toux est petite, sèche et sans douleur.

La résonnance sous-claviculaire est bonne des deux côtés; en arrière, dans la fosse sus-épineuse droite, il y a une faible diminution de son.

A l'auscultation, en avant, sous la clavicule gauche, le murmure vésiculaire est très-faible, sans expiration prolongée, sans râles et sans retentissement de la voix. Dans le point correspondant, à droite, la respiration est plus forte, sans râles et sans retentissement de la voix. En arrière, à droite, dans la fosse sus-épineuse, il y a un peu de diminution du son relativement au côté gauche, de l'expiration prolongée et du retentissement de la voix sans râles d'aucune espèce. Ces phénomènes sont permanents et n'ont pas varié depuis huit jours déjà que l'enfant est à l'hôpital. Chaque matin nous les retrouvons semblables à ce qu'ils étaient la veille.

L'enfant a peu d'appétit, de la gastralgie, de la constipation, de fréquentes névralgies temporales, et elle se plaint de n'avoir pas de forces. Le mouvement lui donne des palpitations, mais il n'y a pas d'hypertrophie du cœur ni de souffle dans les gros vaisseaux, pas plus que dans les carotides.

Le pouls est peu fréquent ; mais de temps à autre, le soir, il y a de la fièvre.

En résumé, faiblesse du murmure vésiculaire sous la clavicule gauche, expiration prolongée et retentissement de la voix avec matité faible dans la fosse sus-épineuse droite, toux sèche et un crachement de sang, tels sont les symptômes présentés par notre malade. C'est d'après cette exploration qu'ayant à choisir entre ces deux diagnostics : 1° phthisie tuberculeuse au premier degré ou infiltration tuberculeuse du sommet des poumons, et 2° congestion pulmonaire chronique, je me suis arrêté à l'idée de cette dernière maladie.

La congestion pulmonaire chronique est un état morbide trop peu étudié, bien qu'elle ait été signalée par Andral (1), Darralde, etc., et dont la description mériterait cependant bien les honneurs de recherches spéciales très-approfondies. Il e·t généralement confondu avec le premier degré de la phthisie pulmonaire, et quelques médecins le considèrent souvent comme le point de départ de la production des tubercules du poumon. Cela est motivé par le grand nombre de faits dans lesquels on a vu l'évolution tuberculeuse succéder à un état congestif des poumons. Mais de ce que la tuberculose succède à la congestion et à la phlegmasie du parenchyme pulmonaire, il ne s'ensuit pas qu'il en doive être toujours ainsi ; et que la congestion pulmonaire chronique ne puisse exister seule comme unité morbide, et sans qu'il doive en résulter une phthisie pulmonaire.

Il existe une maladie des poumons qu'on peut appeler *congestion pulmonaire chronique*, pour l'opposer à la congestion aiguë des fièvres, du catarrhe bronchique et des pneumonies lobulaires. C'est une sorte d'*atélectasie chronique*, dans laquelle le poumon, à demi affaissé sur lui-même, hyperémié d'une façon partielle, reçoit une moindre quantité d'air que de coutume, et cette hyperémie est le point de départ d'un état

(1) *Clinique médicale* (sect. III, n° 19).

subinflammatoire, d'endurcissement ou de *sclérose*, qui gêne l'hématose et compromet la santé.

Je vous apporte à l'appui de cette opinion deux sortes de preuves, les unes *analogiques* et les autres *directes*.

C'est par *analogie* qu'on peut admettre la congestion pulmonaire chronique, car nous admettons une congestion cérébrale chronique qui n'est pas l'inflammation ni la dégénérescence du cerveau. Nous admettons une congestion chronique du foie, qui n'est pas plus de l'hépatite que de la cirrhose ou du cancer; une congestion chronique des reins qui n'est pas la néphrite albumineuse, et qui cependant occasionne l'albuminurie; une congestion utérine chronique qui n'est pas la métrite, tout en s'en rapprochant beaucoup; des congestions et tuméfactions glandulaires chroniques du cou, qui ne sont pas la tuberculose de ces ganglions; une congestion chronique de la peau des mains durant l'hiver chez les scrofuleux; une congestion chronique du nez, des oreilles, des conjonctives, etc., car tous les organes extérieurs et intérieurs sont l'objet de ces hyperémies chroniques. Ce sont là des faits incontestables et connus de tous ceux qui sont au courant de la science.

Les *preuves directes* sont tirées de la clinique, soit de celle de l'hôpital, soit de celle des eaux minérales où se rendent les maladies de poitrine, soit enfin de mes observations personnelles. Sans mettre ici personne en cause, et pour ne froisser aucun intérêt privé, je puis dire avoir vu des malades sortis d'Enghien, de Saint-Honoré, d'Ems, de Luchon, des Eaux-Bonnes, de Cauterets, etc., et regardés comme ayant été guéris de phthisie tuberculeuse. Sans doute parmi ces succès il y en a d'authentiques, mais ils sont trop nombreux aujourd'hui pour ne pas les croire mêlés à quelques erreurs de diagnostic. C'est par centaines qu'on compte maintenant les observations de phthisie guérie dans les différentes stations minérales en vogue contre cette maladie.

Il est certain que parmi ces malades il y en a qui offraient tous les signes physiques du premier degré de la phthisie tuberculeuse, et qui n'étaient cependant que des *scléroses pulmonaires*, c'est-à-dire des *congestions chroniques du poumon*. Ce qui m'en est un sûr garant, c'est, d'une part, que les eaux qui ont guéri ces congestions chroniques ne guérissent jamais le ramollissement tuberculeux pulmonaire, c'est-à-dire le second degré de la phthisie, et de l'autre, ce sont les faits personnels que je vais produire.

J'ai vu souvent en ville, et bientôt aussi, quand vous serez dans la clientèle, vous verrez comme moi des enfants qui, à la suite d'une rougeole, d'une coqueluche, d'une pneumonie ou d'un simple rhume, resteront valétudinaires, fébricitants et considérés comme atteints de tuberculose pulmonaire au premier degré. Ils auront sur un point de l'affaiblissement du murmure vésiculaire, de l'expiration prolongée, du retentissement de la voix, quelquefois même un peu de matité, et vous direz aux parents que la maladie est sérieuse, qu'il y a lieu de craindre une phthisie. J'ajouterai : Dans l'état actuel de la science, vous aurez raison de vous exprimer ainsi. En présence de faits de cette nature, j'ai déjà plusieurs fois exprimé de pareilles craintes, et, en pessimiste que j'étais, j'ai cru avoir sous les yeux de véritables tuberculoses pulmonaires au premier degré.

L'un de ces faits est encore présent à ma mémoire. Il est relatif à une petite fille de cinq ans, récemment guérie de la coqueluche et ayant à chaque instant la fièvre sans motif appréciable. Comme elle toussait toujours un peu et qu'elle était très-maigre et sans appétit, je fus prié par ses parents de lui donner une consultation. La percussion m'apprit qu'il y avait de la matité dans la fosse sus-épineuse droite, et en même temps que la respiration faible était suivie du bruit d'expiration prolongée et accompagnée de retentissement de la voix. Plusieurs examens donnèrent le même résultat. Au bout de six mois les choses n'avaient pas changé ; je l'envoyai aux eaux de Saint-Honoré, dans la Nièvre, ce qui produisit le plus grand bien sans enlever le mal. Il fallut une seconde saison d'eau l'année suivante, et l'enfant a guéri.

De pareils exemples ne sont pas rares, et quand ils se présentent à moi, j'agis toujours comme dans le fait que je viens de rapporter : voyages, bains de mer, eaux minérales en vogue, huile de foie de morue, révulsifs cutanés, etc., je ne néglige rien, et j'ai ainsi vu guérir beaucoup de ces prétendues phthisies au premier degré, ce qui veut dire, messieurs, qu'il m'est arrivé comme à bien d'autres de commettre une erreur.

Les phthisies tuberculeuses au premier degré que l'on guérit ne sont pas des phthisies tuberculeuses, mais un état morbide qui leur ressemble par certains signes physiques. Ce ne sont pas des tubercules crus, ni de l'infiltration tuberculeuse véritable qu'on guérit par un voyage. La triste expérience que nous avons faite de la marche des tubercules établit que ce produit morbide ne se résorbe jamais ; que là où il existe il se ramollit presque constamment, et qu'il n'y a que de rares exceptions où on le voit se transformer en cholestérine et en stéarate de chaux. Si le tubercule ne se résorbe pas, les cas de phthisie au premier degré, c'est-à-dire de tubercules crus cités comme ayant guéri par n'importe quel moyen, n'étaient pas des cas de phthisie tuberculeuse, et auraient dû être attribués à un autre état morbide. Pour moi, cet état morbide, vous le devinez, c'est la congestion pulmonaire chronique, et il n'y a évidemment qu'un état congestif ou subinflammatoire qui puisse ainsi disparaître en quelques semaines ou en quelques mois de séjour à la campagne.

Pour quelques personnes le fait est de la dernière évidence, et je tiens de M. le professeur Champouillon qu'il a soigné au Val-de-Grâce des centaines de soldats ayant tous les signes de la tuberculose pulmonaire au premier degré, qu'on aurait pu croire voués à la mort et qui n'avaient qu'une congestion chronique des poumons, car un congé de convalescence de six mois suffisait pour les guérir.

L'anatomie pathologique vient ajouter ses preuves à celles de la clinique. En effet, j'ai vu des maladies intercurrentes aiguës emporter des enfants qui n'étaient venus à l'hôpital que pour une bronchite suspecte, avec soupçon de tubercules, et il m'a été possible de constater sur le cadavre la *congestion pulmonaire chronique* et l'*induration pulmonaire* qui étaient cause de la maladie. Dans quelques cas, il y a une véritable pneumonie chronique, tant est forte la sclérose du poumon.

Le poumon est partiellement dur, résistant et sans crépitation. C'est au sommet, en avant ou en arrière, qu'existe ordinairement la lésion ; mais on l'observe également dans le lobe inférieur. Le tissu est rouge vineux, violacé, peu foncé en couleur. La coupe est lisse, poreuse, quelquefois grisâtre. Il s'en écoule par la pression une faible quantité de bouillie rougeâtre. Des fragments mis dans l'eau surnagent faiblement et quelquefois finissent par gagner le fond du vase. On dirait de la splénisation chronique, tant le tissu ressemble à celui de la rate.

Cependant, me direz-vous, dans ces cas de phthisie au premier degré cités comme guéris, la percussion et l'auscultation avaient donné des signes physiques certains de la présence d'un corps étranger; on avait trouvé de la matité, de la faiblesse, du murmure vésiculaire, de l'expiration prolongée, etc.; et ce sont là les signes classiques de la tuberculose pulmonaire à l'état de crudité. J'accepte l'objection, et j'y réponds à l'instant en vous disant que l'auscultation ne saurait avoir la prétention de révéler la nature des maladies du poumon. Elle ne vous donne que des signes physiques; à vous de les interpréter sagement. Un son mat vous annonce que le poumon est plus dense que de coutume, sans vous faire connaître si ce surcroît de densité dépend d'un cancer, d'une tuberculose, d'une congestion ou d'une pneumonie. Il en est de même de la faiblesse du murmure vésiculaire et du retentissement de la voix. Sauf quelques rares circonstances où existe un bruit d'auscultation spécial à une seule maladie, dans la plupart des cas, les phénomènes physiques fournis par l'auscultation n'acquièrent de valeur que par leur réunion avec d'autres phénomènes morbides. Ici, en particulier, les signes de la tuberculose au premier degré ne résultent que d'un surcroît de densité du parenchyme pulmonaire, et, à ce titre, existent dans tout état chronique capable de produire le même effet dans le tissu des poumons.

Vous comprendrez dès lors pourquoi on les observe dans la congestion pulmonaire chronique, et c'est ce qui rend si difficile le diagnostic des deux maladies dont je vous parle.

Ayant le même siége, elles offrent toutes les deux une diminution de densité du parenchyme pulmonaire, et toutes deux ont pour signes physiques :

1° Matité relative ;

2° Faiblesse du murmure vésiculaire ;

3° Expiration prolongée ;

4° Retentissement de la voix.

Maintenant que je vous ai démontré, après beaucoup d'autres, par le fait que vous avez en observation dans les salles, par l'anatomie pathologique, par les exemples personnels que je vous ai cités, et à l'aide d'une solide analogie, l'existence de la congestion pulmonaire chronique simulant la tuberculose des poumons à son premier degré, je vais vous en indiquer les causes, et j'achèverai par quelques considérations de diagnostic, de prognose et de thérapeutique.

Chez la jeune fille que vous avez examinée ce matin, c'est une *bronchite* qui a été le point de départ des accidents, et il en a été ainsi dans la plupart des cas assez nombreux que j'ai observés ailleurs. C'est la *rougeole* qui est la cause du mal, et plus qu'aucune autre maladie, par le catarrhe bronchique dont elle s'accompagne, elle engendre la congestion pulmonaire chronique, ou, chez les sujets prédisposés, l'infiltration tuberculeuse.

Dans quelques cas, c'est à la suite d'une *pneumonie lobaire* ou *lobulaire* que s'établit l'hyperémie pulmonaire, assez semblable alors à la *pneumonie chronique*, mais qu'on en distingue par la matité et le souffle bronchique. Enfin, chez quelques enfants, c'est la *coqueluche* qui précède la congestion chronique des poumons ; mais, dans tous ces cas différents, il y a un fait général qui les domine de façon à faire comprendre le mode de développement de la maladie. Que la rougeole, la coqueluche, la pneumonie, le typhus, soient antérieurs à l'apparition de la congestion pulmonaire, peu importe ; le fait général à connaître, c'est la bronchite qui accompagne ces différents états morbides, et qui, par les mucosités et les épithéliums dont elle obstrue les petites bronchiques, y entretient un état fluxionnaire plus ou moins considérable.

La bronchite et ses produits sont évidemment la cause de la congestion pulmonaire chronique, et ce fait n'a rien d'incompréhensible, puisque je vous ai montré, ce que beaucoup de médecins savent, que la bronchite aiguë produit la congestion lobulaire aiguë et la pneumonie lobulaire, appelées atélectasie par nos confrères de l'Allemagne.

S'il était permis de poursuivre jusque dans l'état chronique le fait de l'affaissement des vésicules pulmonaires hyperémiées outre mesure, qu'on a désigné sous le nom d'*atélectasie*, je dirais que cet état persiste à l'état chronique, et qu'il y a chez quelques sujets une sorte d'atonie des vésicules pulmonaires, consécutive à la congestion des parois, pouvant produire une *atélectasie chronique*. Mais ce n'est là qu'une comparaison destinée à vous faire comprendre ma pensée ; il serait contraire aux principes d'une saine observation d'aller aussi loin.

J'ai combattu l'idée que la pneumonie lobulaire fût une simple atélectasie pulmonaire, ce n'est pas pour la reprendre à mon profit au sujet de l'affaissement des vésicules pulmonaires causé par la congestion chronique de leur tissu.

En somme, le fait capital à retenir ici, c'est que la bronchite chronique est la cause de la congestion chronique des poumons simulant le premier degré de la phthisie.

Le diagnostic de la *congestion pulmonaire chronique* est extrêmement difficile, surtout chez les enfants, plus disposés que les adultes à la production des tubercules. On ne peut se prononcer hardiment sans témérité ni sans jouer avec le hasard, qui peut confirmer une affirmation sans motifs. Souvent ce n'est qu'après plusieurs mois de soins attentifs, et lorsque la lésion disparaît, qu'on peut en reconnaître la nature congestive. Il en est ici comme dans certains cas de syphilis douteuse, dont le traitement seul peut éclairer le diagnostic.

Eh bien, dans la congestion pulmonaire chronique, c'est le traitement par les eaux sulfureuses froides et chaudes, aidé du séjour à la campagne, qui est la pierre de touche. Ce qui guérit par ces moyens n'était, comme le savent très-bien ceux qui ont l'expérience des eaux, que congestion ou phlegmasie chronique, car l'infiltration tuberculeuse et les tubercules, s'ils peuvent s'arrêter dans leur évolution, ne se résorbent jamais.

La tuberculose pulmonaire à l'état de granulation entourée d'hyperémie chronique, ou à l'état d'infiltration, la pneumonie chronique, les pleurésies partielles anciennes, peuvent, par leurs signes physiques, être facilement confondues avec la congestion pulmonaire chronique. Mais la marche des accidents permet d'écarter aussitôt les cas où le surcroît de densité du poumon dépend d'une pleurésie ancienne. Le diagnostic est plus difficile avec la pneumonie chronique; cependant cette maladie succède à un état aigu, la matité est plus forte, il y a du souffle et une bronchophonie telles qu'on reconnaît par là une induration pulmonaire considérable, dépassant celle qu'on doit attribuer à une simple congestion chronique. Sous ce rapport, le diagnostic de l'état morbide que je vous décris avec la pneumonie chronique n'est pas impossible.

Reste donc enfin le diagnostic de cette maladie avec la tuberculose au premier degré. C'est là, je le répète, ce qui offre les plus grandes difficultés, car les signes physiques de l'un ou l'autre de ces états morbides étant, à peu de chose près, les mêmes, on ne peut se prononcer que d'après la considération de phénomènes généraux et de commémoratifs qui souvent sont plutôt des présomptions que des certitudes.

Dans la congestion chronique des poumons il y a, comme dans leur tuberculose au premier degré, similitude de signes physiques : diminution de résonnance sur un point, affaiblissement du murmure vésiculaire, quelquefois rudesse de l'inspiration, ailleurs du bruit d'expiration prolongée et du retentissement de la voix. Cela est tout naturel. En fait de choses physiques, des causes semblables produisent toujours des phénomènes identiques.

La distinction se fait alors à l'aide des signes fournis par la constitution et les antécédents des malades.

S'il n'y a pas d'hérédité scrofuleuse ou tuberculeuse, s'il n'existe pas de glandes cervicales suppurées, s'il n'y a pas de susceptibilité bronchique catarrhale ou d'hémoptysies antérieures, si la santé était habituellement bonne, on peut croire à l'existence d'une simple congestion chronique des poumons. Au contraire, si les sujets sont maladifs, maigres, fébricitants, atteints de fréquentes bronchites, d'hémoptysies, de diarrhée, de suppuration des glandes cervicales ou de tumeurs blanches; enfin s'ils sont nés de parents scrofuleux ou tuberculeux, il est infiniment probable que les accidents observés dans la poitrine dépendent d'une tuberculose au premier degré.

Il y a des cas où les difficultés sont aggravées par l'existence d'une bronchite permanente assez forte, donnant lieu à une sécrétion abondante de mucosités et en même temps à des râles humides de gros volume. Ainsi, j'ai soigné dans une même famille les deux sœurs, qui, après une bronchite, ont été pendant plusieurs mois affectées d'une congestion chronique du poumon.

L'une et l'autre m'offrirent de l'obscurité du son au sommet de la poitrine, de l'affaiblissement du murmure vésiculaire, de l'expiration prolongée, un peu de retentissement de la voix, et avec cela des râles muqueux qu'on aurait pu prendre pour du gargouillement. L'état général étant bon, malgré l'état fébrile permanent, je finis par me convaincre qu'il ne s'agissait là que d'une bronchite avec congestion chronique du sommet d'un poumon, et cela, après avoir longtemps hésité dans mon diagnostic.

J'envoyai ces enfants à Cauterets, où l'une d'elles fut prise de pneumonie; mais cet accident disparut sans laisser de traces, et la maladie qui avait motivé le voyage des enfants disparut à son tour, ne laissant après elle qu'une simple bronchite.

En réfléchissant aux difficultés du diagnostic dans ces cas obscurs, on comprend qu'avec peu d'habitude des malades, le médecin, effrayé des résultats de l'auscultation et de la percussion du thorax, arrive à croire à l'existence d'une tuberculose pulmonaire commençante, lorsqu'il n'existe que de la bronchite avec congestion chronique d'un sommet de poumon. Qui voudra se rappeler ses hésitations comprendra non-seulement celles de ses confrères, mais aussi les erreurs qu'ils peuvent commettre à cet égard.

Ce que j'ai vu dans les cas que je viens de mentionner, se retrouve assez souvent dans la clientèle, et il importe de ne pas l'oublier, si l'on veut envisager complétement et sous ses différentes formes la maladie de poitrine dont je parle. La complication de la bronchite avec sécrétion considérable de la muqueuse venant s'ajouter à la congestion pulmonaire chronique, ajoute de nouveaux signes d'auscultation à ceux de la congestion elle-même, et en modifie les caractères habituels.

Si l'on voulait se guider d'après ce caractère, il faudrait admettre une congestion pulmonaire *sèche* et une congestion pulmonaire humide; l'une sans râles, et l'autre, au contraire, avec les râles muqueux de la bronchite. Mais sans aller jusque-là, il doit suffire de savoir que la complication bronchique peut persister avec la congestion ou la sclérose pulmonaire, et que c'est une difficulté de plus à ajouter aux embarras du diagnostic.

Les incertitudes si fréquentes du diagnostic de la congestion pulmonaire chronique doivent rendre le médecin très-réservé sur *son pronostic*. Il importe de ne pas inquiéter les familles sans raison, et c'est ce que fait à son grand préjudice celui qui, ne connaissant pas du tout la congestion pulmonaire chronique, attribue invariablement à un commencement de tuberculose pulmonaire les phénomènes d'affaiblissement de l'inspiration, d'expiration prolongée et de retentissement vocal, constatés chez quelques malades. Cette erreur est très-répandue, et, il faut le dire, motivée par l'état actuel de la science. Vous ne la commettrez certainement pas après m'avoir entendu, et parmi les cas soumis à votre examen, s'il en est qui soient difficiles et embarrassants, vous aurez au moins à peser le pour et le contre au moment de formuler votre diagnostic.

Dans ces conditions, si vous portez un pronostic, il sera fondé sur la connaissance exacte des choses que vous aurez eu à juger.

Si prudent qu'on doive être pour la prognose quand le diagnostic de la lésion reste incertain, il faut cependant se prononcer quand on croit avoir affaire à l'état morbide que je viens de vous décrire sous le nom de congestion pulmonaire chronique.

Dans ces cas, que devient la lésion des poumons? Peut-elle disparaître, ou peut-elle se transformer? Interrogez les faits, et ils vous répondront affirmativement aux deux questions que je viens de poser.

Chez quelques enfants la lésion disparaît, et une congestion chronique des poumons donnant lieu pendant quelques mois aux signes physiques que je vous ai fait connaître, se termine par *résolution*, c'est-à-dire d'une manière favorable. C'est ce qui explique le grand nombre de guérisons de phthisies au premier degré guéries par le changement de climat, par les bains de mer, par les voyages, par les eaux d'Ems, de Saint-Honoré, de Cauterets, de Bonnes, de Luchon, de Saint-Sauveur, du Vernet, de Sainte-Amélie, d'Enghien, du mont Dore, etc. Il y a trop de guérisons inscrites dans la science, et j'en ai eu déjà un trop grand nombre dans ma clientèle depuis vingt et un ans que j'exerce la médecine, pour ne pas croire que les signes physiques constatés dans ces différents cas, et considérés comme un indice de l'existence de tubercules crus chez les malades, ne dussent au contraire se rapporter à la congestion pulmonaire chronique.

Ailleurs, la lésion *se transforme*, et chez les sujets prédisposés elle engendre la tuberculose, ainsi que le démontrent la marche des accidents et les nécropsies que nous faisons journellement à l'hôpital. Ici, en effet, vous verrez très-souvent les inflammations les plus franches, passant à l'état chronique, donner naissance au tubercule. Dans les ganglions du cou, du médiastin et du péritoine; dans les séreuses, dans la pneumonie lobulaire ou lobaire, partout on voit la congestion et la phlegmasie servir de blastème à la tuberculose, et c'est ce qui rend assez grave le pronostic de l'état morbide que je vous fais connaître aujourd'hui. S'il se termine par *résolution*, ce sera très-bien; mais si, au contraire, la lésion se transforme et devient tuberculeuse, vos malades sont perdus. Ce n'est plus qu'une affaire de temps.

En vous parlant de la congestion chronique des poumons, mon but a été non-seulement l'étude de cette forme de maladie chronique assez bien connue de quelques hydrologues, mais encore l'indication du traitement à lui opposer. Sa thérapeutique est en effet chose importante, car tant que la nature du mal ne change pas et qu'il y a lieu *d'en espérer la résolution*, vous devrez agir d'une façon énergique par les moyens que je vais vous indiquer, tandis que si le mal n'est autre qu'une tuberculose au premier degré ou une congestion déjà suivie d'une dégénérescence tuberculeuse, ces mêmes moyens seront inutiles s'ils ne sont pas dangereux.

La congestion pulmonaire chronique n'est en définitive qu'une atonie vasculaire partielle du poumon, un affaissement de son parenchyme fluxionné ou moins contractile, une *atélectasie chronique*, pour employer le langage germanique, une sorte de torpeur du poumon. C'est une maladie asthénique assez souvent liée au scrofulisme ou à l'herpétisme, et de la même nature qu'une foule de congestions chroniques partielles observées sur d'autres points du corps. Dans ces conditions, les corroborants, les toniques et les stimulants, la médication sthénique et révulsive, sont ce qu'il y a de mieux à mettre en pratique.

Chez les enfants comme chez les adultes, j'ai également observé la congestion pulmonaire chronique, et le traitement est le même. Il n'offre d'autres différences que celles qui sont relatives à la posologie.

Outre les tisanes pectorales et les sirops calmants variés à l'infini, sur le compte desquels je ne veux pas m'arrêter, je vous dirai que ce qui m'a le mieux réussi dans l'état morbide semblable à celui de la jeune fille que vous avez observée au n° 4 de la salle Sainte-Catherine, c'est l'huile de foie de morue, le vin de quinquina, le sirop d'arséniate de soude, la révulsion cutanée, la bonne nourriture, le bon vin, et si on est dans la belle saison, les voyages, le séjour à la campagne, et les eaux minérales salines ou sulfureuses.

1° L'*huile de foie de morue* seule ou associée au sirop de quinquina est très-utile, si elle n'enlève pas l'appétit et si elle ne provoque pas de diarrhée. C'est un médicament de l'hiver et exclusivement de l'hiver. On peut le remplacer par des tartines de graisse d'oie, de graisse de porc frais rôti, de beurre avec du sel.

2° Le *vin de quinquina* doit être donné aux enfants et aux personnes que dérange l'huile de foie de morue, ce qui arrive très-souvent; mais il faut en élever rapidement la dose sans aller jusqu'à produire d'irritation intestinale, c'est-à-dire de la constipation ou de la diarrhée.

3° Le *sirop d'arséniate de soude*, d'après ma formule, est un des meilleurs toniques que je connaisse. A ce titre, il est très-utile dans la congestion pulmonaire chronique et dans la phthisie même assez avancée. Toutefois, dans les congestions pulmonaires chroniques, il vaut mieux ne pas s'en servir lorsque les malades ont de la fièvre.

4° La *révulsion cutanée* est une des plus excellentes médications à employer contre la congestion chronique des poumons, soit qu'on veuille opposer le travail morbide artificiel du dehors à l'état morbide intérieur, soit au contraire qu'on prétende fixer sur la peau une maladie qu'on attribue à de l'herpétisme interne des bronches. Sans développer ici aucune théorie relative à ce fait exceptionnel, accepté de quelques médecins, je ne vous parlerai que du fait de la révulsion en lui-même et des moyens de le produire au plus grand profit des malades.

Vous pouvez employer les vésicatoires volants, les frictions réitérées matin et soir avec de l'huile de croton tiglium (10 gouttes chaque fois), la cautérisation pointillée du thorax avec l'acide nitrique, avec l'acide sulfurique ou avec le fer rouge; mais, à l'exemple de notre maître M. Blache, je préfère les applications de teinture d'iode pure au moyen d'un pinceau. Ce moyen est d'un usage commode, on peut en réitérer l'emploi chaque jour, et il agit profondément, fendille l'épiderme et détermine d'assez vives douleurs pour qu'on soit obligé de cesser momentanément. Ce n'est pas l'action spécifique du topique que je recherche ici, non, je ne me préoccupe point de l'absorption ; c'est à titre d'irritant cutané, ou, si vous voulez, de révulsif, que je le mets en usage, comme je l'emploie avec tant de succès dans toutes les névralgies. Employez donc la teinture d'iode, et vous n'aurez qu'à vous en applaudir.

5° Si vous êtes dans la belle saison et si la position sociale des malades le permet, tous ces moyens doivent céder le pas à de plus utiles et de plus énergiques remèdes. Je veux parler de l'action si puissante des *voyages,* du *séjour à la campagne*, et de quelques *eaux minérales*. Dans la chronicité des maladies, si vous vous préoccupez outre mesure de la lésion pour la guérir par un moyen pharmaceutique en laissant vos malades s'étioler dans les chambres d'une grande ville, vous ne ferez qu'une très-mauvaise médecine; mais si, au contraire, vous vous occupez du *lésé* et de ses *forces*, de la tonicité de ses organes, de l'appauvrissement de son sang, de sa langueur vitale, de son hématose incomplète, de la *malaria urbana* qui aggrave la position de ceux qui souffrent depuis longtemps, alors vous placerez vos malades au milieu de conditions hygiéniques plus favorables, et vous ressusciterez des agonisants.

Parmi ces toniques, il faut placer le séjour à la campagne pendant plusieurs mois, la vie au bord de la mer, les voyages aidés ou non de l'action des eaux minérales, et enfin l'action

BIBLIOTHÈQUE IMPÉRIALE

de ces eaux, sur lesquelles vous devez vous faire une opinion avant d'en prescrire l'usage.

Ce n'est pas une chose indifférente que le choix des eaux minérales à faire prendre pour guérir la congestion pulmonaire chronique simulant le premier degré de la tuberculose des poumons, et cela est d'autant moins indifférent que si vous vous trompez en envoyant à certaines eaux de véritables phthisiques, vous pouvez leur faire le plus grand mal. Tâchez donc de bien choisir, et, pour faire un choix, il faut que vous ayez appris l'action des eaux, particulièrement des eaux sulfureuses, sur les maladies de poitrine.

Le soufre et l'hydrogène sulfuré des eaux sulfureuses froides ou chaudes sont des excitants assez énergiques de la circulation. C'est à ce titre qu'on en ordonne l'emploi dans la scrofule, maladie asthénique, dans l'herpétisme interne, pour modifier les muqueuses affectées par le vice dartreux, et dans les congestions chroniques du poumon, de l'intestin, du foie, du système lymphatique et fibreux. Mais dans la phthisie pulmonaire, d'après une remarque déjà faite bien des fois par les médecins des thermes sulfureux, le soufre a souvent pour effet de faire cracher le sang à ceux qui ont déjà eu des hémoptysies, et quelquefois à ceux qui n'en ont encore jamais expectoré. On prévient cet inconvénient en mitigeant la force des eaux, en les coupant d'eau de coquelicot, de petit-lait, de sirop de gomme, et c'est à ce point que souvent on les ordonne à une faible dose, une cuillerée, dans un verre de véhicule. De cette façon, c'est de l'eau sulfureuse à dose infinitésimale, et on la laisse prendre ainsi, sûr de ne pas nuire aux pauvres malades, pour ne pas les décourager, en leur disant : Les eaux ne vous conviennent pas; n'en buvez point; allez-vous-en; ce n'est pas ici votre place. Je comprends à merveille ces ménagements dus à des personnes vouées à la mort, et qu'il ne faut pas affliger; mais ici nous ne sommes pas dans ces conditions de sentiment, et en vous parlant de l'indication des eaux sulfureuses dans certaines maladies chroniques des organes respiratoires, je ne vous dois que la vérité. Eh bien, autant sont utiles les eaux sulfureuses dans la congestion chronique des poumons simulant le premier degré de la phthisie pulmonaire pour faciliter la résolution de l'hyperémie et pour empêcher la dégénérescence tuberculeuse de s'accomplir, autant sont souvent nuisibles ces mêmes eaux dans la phthisie véritable au deuxième et au troisième degré. Ce qui guérit par les eaux sulfureuses, c'est la congestion chronique du poumon, et non pas la tuberculose.

Si l'on a prétendu avoir guéri des tuberculeux par ces eaux, c'est qu'on s'est trompé, et qu'on a pris pour des tubercules pulmonaires au premier, au deuxième et au troisième degré, de simples congestions pulmonaires, des pneumonies chroniques, des pleurésies chroniques accompagnées de gargouillement, des abcès pulmonaires, ou enfin des dilatations bronchiques dans lesquelles se produisent de gros râles humides semblables à ceux qu'on entend dans les cavernes tuberculeuses. Ainsi donc, méfiez-vous des eaux sulfureuses dans la véritable phthisie; mais ayez toute confiance en elles si vous avez à guérir une congestion pulmonaire chronique semblable à celle de la jeune malade que je vous ai fait examiner, et si vous redoutez l'invasion de la tuberculose.

Parmi ces eaux, qui sont très-nombreuses, je vous citerai Enghien, Pierrefonds, Eaux-Bonnes, les Eaux-Chaudes, Saint-Sauveur, Cauterets, Luchon, Saint-Honoré, en été : Amélie-les-Bains, le Vernet en hiver, et enfin le mont Dore, dont les sources, de nature différente, ne sont pas moins efficaces.

Partout vous aurez à faire boire, en petite quantité d'abord, pour éviter l'irritation des bronches, à faire respirer dans les salles d'inhalation, et enfin à faire prendre des demi-bains très-chauds jusqu'à la ceinture. Ce procédé, usité principalement au mont Dore, est très-utile comme révulsif; il fait l'office d'une grande ventouse par la congestion qu'il produit dans toute la partie inférieure du corps, et il aide singulièrement à la résolution de l'état hyperémique ou inflammatoire des bronches et des poumons.

Telles sont les considérations de nosologie et de thérapeutique que m'a suggérées l'examen de notre malade, et dont l'importance ne saurait vous échapper. Elles se résument en quelques mots.

Il y a des congestions pulmonaires chroniques qui simulent parfaitement par leurs signes physiques la tuberculose des poumons au premier degré, c'est-à-dire les tubercules du poumon à l'état de crudité.

Ces congestions, de nature asthénique, guérissent très-bien par les eaux sulfureuses, tandis que la tuberculose véritable s'accommode beaucoup plus mal de cette méthode curative.

La congestion pulmonaire chronique s'observe chez l'enfant comme chez l'adulte, et elle résulte d'une congestion aiguë, d'une bronchite, d'une pneumonie simple ou morbilleuse, de la bronchite rhumatismale ou herpétique, de l'apoplexie pulmonaire n'ayant pu arriver à une entière résolution.

Une sorte d'apoplexie pulmonaire chronique sous forme d'infiltration, détruisant la souplesse du parenchyme pulmonaire, et ayant augmenté sa densité de manière à produire la sclérose du tissu, constitue la lésion anatomique de la congestion chronique pulmonaire.

Si la congestion pulmonaire chronique peut exister seule, sans tubercules, et peut rester dans cet état sans jamais devenir tuberculeuse, en revanche, elle n'est assez souvent pas autre chose que la première phase de la phthisie pulmonaire.

De même qu'il y a des hyperémies glandulaires chroniques chez les enfants, non suivies de tuberculose, de même on observe des congestions pulmonaires chroniques constituant l'état morbide tout entier.

Il faut toujours se méfier des congestions pulmonaires chroniques ou sclérose pulmonaire, car ce peut être là l'origine prochaine d'une phthisie véritable.

Quelle que soit la nature d'une induration pulmonaire, qu'elle soit congestive, phlegmasique, apoplectique, tuberculeuse, elle aura pour effet de gêner partiellement l'hématose en rendant moins facile l'accès de l'air dans les vésicules du poumon, et donnera lieu aux mêmes signes physiques de percussion et d'auscultation.

La congestion pulmonaire chronique, chez les scrofuleux, aboutit nécessairement à la phthisie; mais chez les pléthoriques, chez les rhumatisants et chez les herpétiques, elle reste à l'état congestif ou de sclérose jusqu'à résolution.

Rien ne ressemble au premier degré de la tuberculisation pulmonaire comme la congestion pulmonaire chronique, car les signes physiques sont semblables, et les phénomènes généraux sont presque les mêmes.

Les signes physiques de la congestion pulmonaire chronique sont la matité relative du thorax, l'affaiblissement du murmure vésiculaire, le bruit d'expiration prolongée, quelques bulles de râles muqueux et le retentissement de la voix, c'est-à-dire les signes qu'on s'accorde généralement à regarder comme caractéristiques des tubercules crus du poumon.

La toux avec ou sans expectoration, l'amaigrissement et quelquefois du malaise, de la faiblesse ou des accès de fièvre, sont les symptômes généraux de la congestion pulmonaire chronique.

La congestion pulmonaire chronique dure de quelques mois à quelques années; mais elle guérit généralement, s'il ne survient pas de complications tuberculeuses.

La tuberculose pulmonaire ne se guérit que bien rarement, et la plupart des cas de ce genre cités par les médecins doivent être regardés non comme des exemples de tubercules guéris, mais bien comme des faits de congestion pulmonaire chronique.

La congestion pulmonaire chronique des rhumatisants et des herpétiques guérit beaucoup plus aisément que si elle se montre chez un scrofuleux.

Il faut traiter la congestion pulmonaire chronique par l'huile de foie de morue si c'est pendant l'hiver, par le vin de quinquina et par l'arséniate de soude pendant l'été, puis envoyer les malades au bord de la mer, à la campagne ou aux eaux d'Ems, du mont Dore, de Saint-Honoré, de Royat, d'Eaux-Bonnes, de Cauterets, Saint-Sauveur, Luchon, etc.

OUVRAGES DE L'AUTEUR.

1° **LA VIE ET SES ATTRIBUTS** dans leurs rapports avec la philosophie, l'histoire naturelle et la médecine. Paris, 1862, 1 vol. in-18.

2° **HYGIÈNE DE LA PREMIÈRE ENFANCE**, comprenant les règles de l'allaitement, du sevrage, le choix des nourrices, etc. Paris, 1862, 1 vol. in-18.

3° **TRAITÉ DES MALADIES DES NOUVEAU-NÉS, DES ENFANTS A LA MAMELLE ET DE LA SECONDE ENFANCE.** *Quatrième édition.* Paris, 1862, 1 vol. in-8° de 1,024 pages.

4° **NOUVEAUX ÉLÉMENTS DE PATHOLOGIE GÉNÉRALE ET DE SÉMÉIOLOGIE.** Paris, 1857, 1 vol. in-8° de VIII-1060 pages, avec planches d'anatomie pathologique générale, intercalées dans le texte.

5° **DE L'ÉTAT NERVEUX AIGU ET CHRONIQUE, OU NERVOSISME,** appelé névropathie aiguë cérébro-pneumonie-gastrique; diathèse nerveuse; fièvre nerveuse; cachexie nerveuse; névropathie protéiforme; névrospasmie; et confondu avec les vapeurs, la surexcitabilité nerveuse, l'hystéricisme, l'hystérie, l'hypochondrie, l'anémie, la gastralgie, etc., professé à la Faculté de médecine en 1857, et *lu à l'Académie impériale de médecine* en 1858. Paris, 1860, 1 vol. in-8° de 345 pages.

6° **TRAITÉ DES SIGNES DE LA MORT**, et des moyens de prévenir les enterrements prématurés. Paris, 1849, 1 vol. gr. in-18, VI-408 pages, *couronné par l'Institut.*

Mémoire sur la fièvre puerpérale, couronné par la Faculté de médecine, *Gazette médicale de Paris,* 1844, pages 85, 101, 149. — Mémoire sur la *Phlegmatia alba dolens*. couronné par la Faculté de médecine, *Gazette médicale,* 1844, page 249. — Mémoire sur la coagulation du sang veineux dans les cachexies et dans les maladies chroniques, *Gazette médicale,* 1845, page 241. — Des maladies virulentes. *Thèse de concours de l'agrégation*, 1847. — Mémoire sur les maladies contagieuses, *Gazette médicale*, 1848, pages 405, 411. — Observations sur les bruits du cœur dans le choléra, *Gazette médicale*, 1849. — Mémoire sur le choléra des femmes enceintes, *Gazette médicale*, 1849. — Mémoire sur la transmission de la syphilis des nouveau-nés à leurs nourrices, *Gazette médicale de Paris*, 1850. — Mémoire sur les hémorrhagies intestinales des nouveau-nés et des enfants à la mamelle, *Gazette des hôpitaux*, 1851. — Mémoire sur l'hygiène et l'industrie de la peinture à l'oxyde de zinc, *Annales d'hygiène*, 1852, tome XLVII, pages 5 à 68. — Des méthodes de classification en nosologie, *Concours de l'agrégation*, 1853. — Mémoire sur les fistules pulmonaires cutanées, *Gazette médicale*, 1854. — Mémoire sur l'ulcération et l'oblitération de l'orifice des conduits lactifères dans leurs rapports avec la pathologie du sein et l'hygiène des nouveau-nés, *Gazette des hôpitaux*, 1854. — Recherches sur les symptômes et le traitement d'une forme particulière du coryza chez les nouveau-nés, *Gazette des hôpitaux*, 1856. — Mémoire sur l'albuminurie du croup et des maladies couenneuses, *Comptes rendus de l'Académie des sciences*, 1858. — Mémoire sur l'anesthésie progressive du croup, servant d'indication à la trachéotomie, *Comptes rendus de l'Académie des sciences*, 1858. — Mémoire sur une nouvelle méthode de traitement de l'asphyxie du croup, par le tubage du larynx, *Comptes rendus de l'Académie des sciences*, 1858. — Mémoire sur une nouvelle méthode de traitement de l'angine couenneuse par l'amputation des amygdales, *Comptes rendus de l'Académie des sciences*, 1859. — Nouvelle étude du croup au point de vue de la nosographie, *Union médicale*, 1859. — De l'emmagasinement et de la distribution des eaux de Paris, *lu à l'Académie des sciences*, *Gazette des hôpitaux*, 1861. — Nouvelle méthode de traitement des calculs biliaires et de la colique hépatique par le chloroforme à l'intérieur, *Bulletin thérapeutique*, 1861. — De la contagion nerveuse, *lu à l'Académie de médecine*, *Bulletin de l'Académie*, 1861, tome XXVI, page 818, *Union médicale*, 1862. — Du traitement des névralgies par la teinture d'iode morphinée, *Union médicale*, 1863.

www.ingramcontent.com/pod-product-compliance
Lightning Source LLC
LaVergne TN
LVHW021530140926
848035LV00047B/1277